DILATATION

DES

RÉTRÉCISSEMENTS

DE L'URÈTRE

Par la méthode du Docteur Ch. PHILLIPS

Officier de la Légion-d'Honneur, etc.

(Extraits des Leçons faites à l'École de médecine pratique de Paris.)

—

QUATRIÈME ÉDITION

—

PRIX : 1 FRANC

✻

PARIS

GERMER - BAILLIÈRE, LIBRAIRE-ÉDITEUR

Rue de l'École-de-Médecine, 17.

PAUL GAGE, PHARMACIEN

Rue de Grenelle St-Germain, 13.

1852

DILATATION

DES

RÉTRÉCISSEMENTS

DE L'URÈTRE

Paris. — Imp. Lacour et C., rue Souffot, 16.

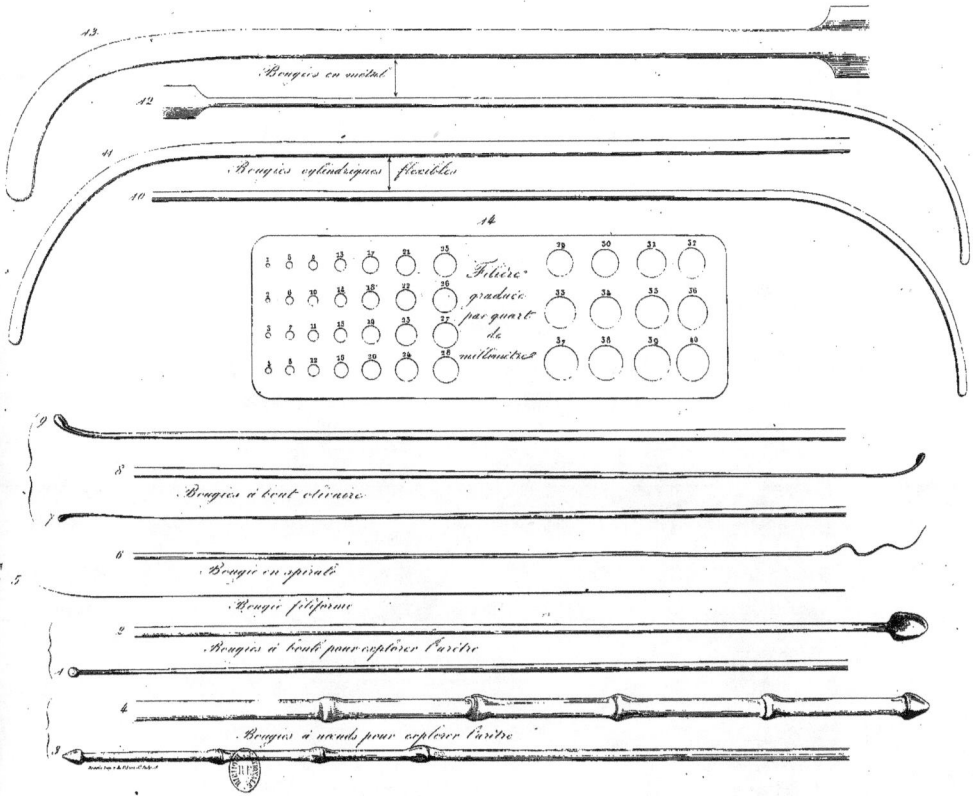

13.

Bougies en métal

12.

11.

Bougies cylindriques flexibles

10.

14

Filière graduée par quart de millimètre

9.

8.

Bougies à bout olivaire

7.

6.

Bougie en spirale

5.

2.

Bougie filiforme

Bougies à boule pour explorer l'urètre

1.

4.

Bougies à noeuds pour explorer l'urètre

3.

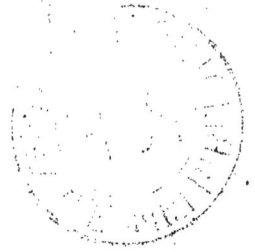

DILATATION

DES

RÉTRÉCISSEMENTS

DE L'URÈTRE

Par la méthode du Docteur Ch. PHILLIPS

Officier de la Légion-d'Honneur, etc.

(Extraits des Leçons faites à l'École de médecine pratique de Paris.)

—

QUATRIÈME ÉDITION

—

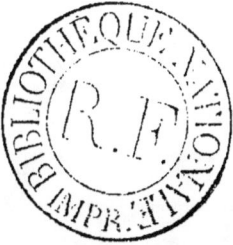

PRIX : 1 FRANC

※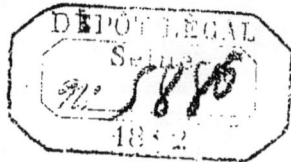

PARIS

GERMER - BAILLIÈRE, LIBRAIRE-ÉDITEUR

Rue de l'Ecole-de-Médecine, 17.

PAUL GAGE, PHARMACIEN

Rue de Grenelle St-Germain, 13.

—

1852

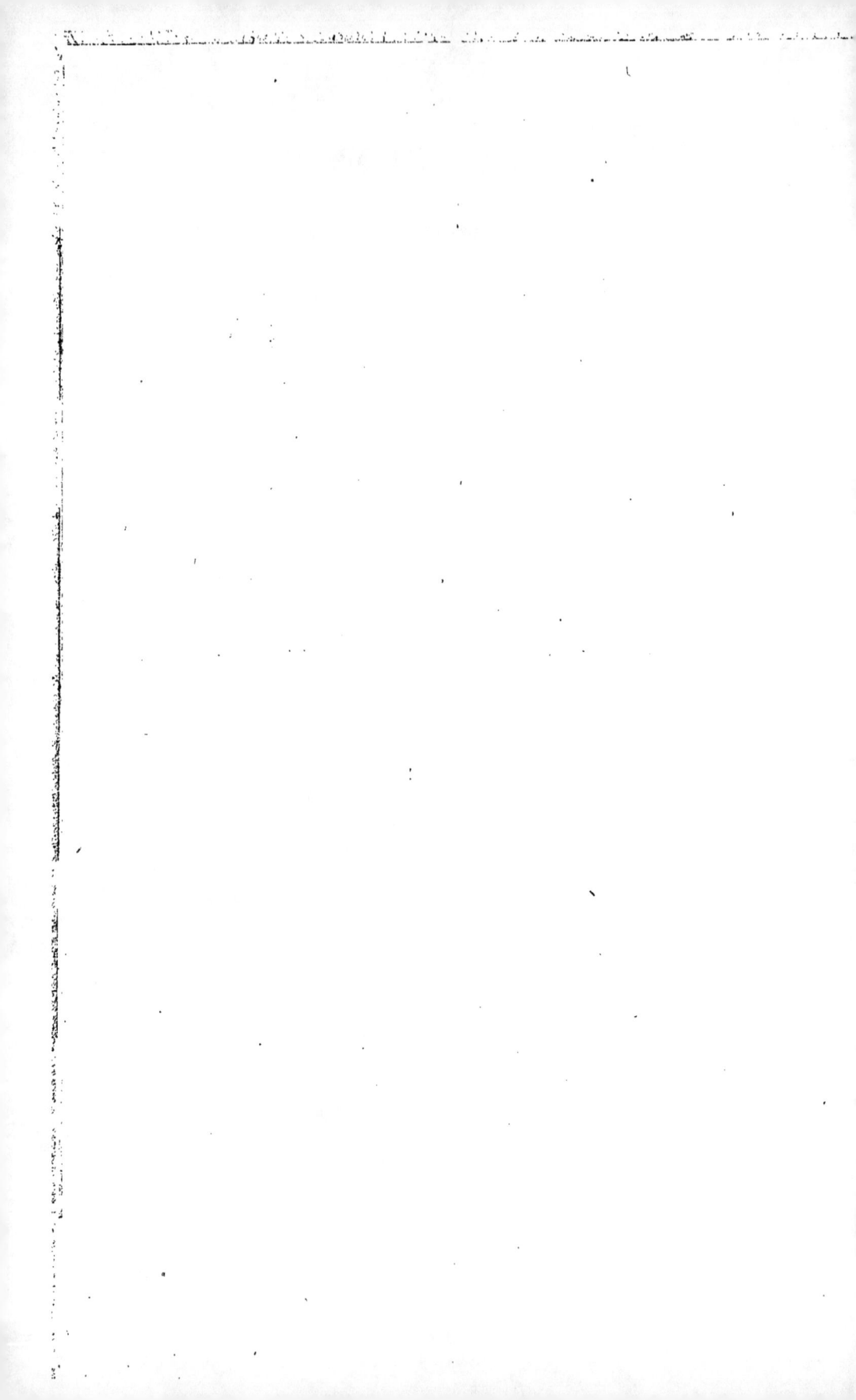

Le cathétérisme, ou l'introduction de la sonde dans la vessie, est toujours une opération délicate. Elle demande une main exercée et des instruments irréprochables. Bien exécutée, elle rend les plus grands services ; et dans certaines circonstances, elle sauve la vie des malades ; au contraire, faite par une main peu habile, ou avec des instruments défectueux, elle produit les accidents les plus graves, et elle peut occasionner une mort très rapide.

Les médecins doivent donc s'en occuper *pratiquement*, afin d'agir avec certitude lorsqu'ils sont appelés à vider la vessie, ou lorsqu'ils sont dans la nécessité d'étudier les altérations des voies urinaires, ou de faire des recherches pour y constater la présence d'une pierre et de tout autre corps étranger.

Cependant il est un nombre considérable de malades, atteints d'une difficulté momentanée d'uriner, et même d'une rétention complète d'urine, qui sont obligés de s'introduire eux-mêmes une sonde.

Cette opération, déjà difficile pour un médecin, l'est davantage pour des malades inexpérimentés, qui viennent butter contre des obstacles produits par la maladie, et souvent aussi par la mauvaise conformation des instruments qu'ils emploient.

Les tâtonnements inévitables auxquels ils se livrent ne tardent pas à irriter les organes urinaires, et à aggraver leur situation : trop heureux encore quand ils ne produisent pas des infirmités très longues à guérir, ou quelquefois incurables.

Nous avons voulu venir en aide à ceux dont les études n'ont point été spécialement employées à connaître la manœuvre de ces instruments, et à ces malades qui, éloignés des grands centres de population, ne pouvant recevoir des secours immédiats, sont néanmoins dans la nécessité de mettre un terme à des douleurs qui ne peuvent être endurées longtemps.

Nous donnerons d'abord quelques détails sur les instruments.

Pour pratiquer le cathétérisme on emploie deux sortes d'instruments : *des sondes* et *des bougies*.

On se sert des sondes quand il s'agit de débarrasser la vessie de l'urine qu'elle contient, dans les cas de rétention d'urine, quelle qu'en soit la cause ;

On se sert des bougies quand il faut dilater les rétrécissements de l'urètre ou reconnaître la nature des lésions pathologiques qui affectent ce canal.

La fabrication des instruments de cathétérisme a subi bien des transformations avant d'atteindre le degré de perfection auquel elle est parvenue aujourd'hui.

On lira peut-être avec intérêt quelques détails sur *leur fabrication*, sur *la forme qu'ils doivent avoir*, et sur *la courbure qu'il faut leur donner*.

DES SONDES.

On appelle *sonde* un instrument *creux*, percé des deux bouts, cylindrique ou conique, droit ou courbe, de grosseur qui varie de trois millimètres à un centimètre, fabriqué avec des métaux qui sont ordinairement l'argent, l'étain ou le maillechort, ou avec des substances gommeuses, résineuses, ou emplastiques, telles que le caoutchouc, la Gutta-Perka, ou l'huile de lin lithargyrée.

Autrefois, les sondes en métal étaient seules employées, mais les inconvénients qui résultaient de leur rigidité et de leur usage prolongé firent chercher les moyens d'obtenir des instruments flexibles.

Pour les fabriquer, on employa d'abord du cuir très mince soudé avec la colle-forte, la corne trempée dans l'eau bouillante, le parchemin roulé en tuyaux et fixé avec de la soie recouverte de cire.

Ces différents essais ne furent pas heureux, et ces sondes flexibles durent être repoussées de la pratique.

Tollet dit avoir vu à Paris, en 1680, des sondes flexibles élastiques construites avec un fil d'argent aplati, et tourné en spirale. On imagina aussi de recouvrir les spirales de baudruche et de cire ; mais la difficulté d'exécution, et leur résistance à se plier aux courbures du canal, leur firent perdre bientôt la faveur qu'elles avaient eue pendant quelque temps.

Telle est la première période de la fabrication des sondes flexibles.

En 1768, Macquer fit connaître comment il était parvenu à dissoudre le caoutchouc, et il proposa d'en faire des sondes flexibles ; mais son procédé, trop imparfait, ne fut pas employé.

Un orfèvre de Paris, M. Bernard, trouva le moyen de travailler la gomme élastique de manière à lui donner les formes les plus variées, en étendant des couches de cette gomme sur du taffetas, sur des tresses de soie ou de poil de chèvre.

Mais la tresse de soie de Bernard était cylindrique et droite ; de sorte que pour donner une courbure à la sonde, il fallait la monter sur un mandrin de fil de fer, inconvénient grave, surtout lorsqu'un malade doit l'introduire lui-même.

On a cherché à former une courbure fixe, et c'est Everard Home, chirurgien anglais, qui a parfaitement atteint ce but, en faisant tisser des canevas de soie sur un mandrin courbe.

Aujourd'hui sur les canevas de Home, on étend, au lieu de caoutchouc, de l'huile de lin bouillie avec de la litharge : c'est ce qui constitue les sondes du commerce.

On a proposé, il y a quelques années, de faire des sondes avec de l'ivoire rendu flexible au moyen de l'acide chlorhydrique, qui dissout la partie calcaire, pour ne laisser que la gélatine de l'ivoire. Elles n'ont pas répondu à l'attente de l'auteur.

Ces divers perfectionnements forment la seconde période de l'histoire des sondes flexibles, et nous conduisent à l'examen d'une substance nouvellement employée, et qui semblait devoir réaliser toutes les exigences de la pratique chirurgicale.

Nous voulons parler de la Gutta-Perka.

La Gutta-Perka fut apportée en France en 1845, par la commission envoyée en Chine par le gouvernement français. C'est le suc concret qu'on retire d'un arbre de la famille des *sapotacées*, du genre *ysonandra*, de Wight, et décrit par Hooker sous le nom d'*Ysonandra-Gutta*. Cet arbre croît spontanément dans les îles de l'Archipel indien, et surtout dans la Malaisie.

La Gutta-Perka se ramollit dans l'eau bouillante, et conserve, en refroidissant, toutes les formes qu'on lui donne; elle est de plus susceptible du *poli* le plus parfait.

Les sondes fabriquées avec cette substance (1) sont inattaquables par les acides et par les alcalis, et elles supportent impunément le contact des liquides irritants ou putrescibles du corps humain.

C'est une faculté avantageuse pour les sondes qui doivent séjourner longtemps dans la vessie, et que n'ont pas celles qui sont fabriquées avec le caoutchouc, ou avec les huiles siccatives.

Malheureusement elles n'ont pas eu toujours une solidité irréprochable.

On a publié quelques accidents, dus à la rupture de sondes en Gutta-Perka dans la vessie et dans l'urètre : ces faits sont malheureusement vrais.

Aussitôt qu'ils ont été signalés, l'inventeur a pris des mesures pour donner à ses instruments une solidité plus grande.

Avant de les recommander de nouveau, il est prudent d'attendre que l'expérience et le temps confirment le succès des améliorations qui nous ont été communiquées, et que nous croyons bonnes ; nous serons heureux de les proclamer dans l'intérêt de tout le monde.

Nous devons dire, pour être vrai, que dans le nombre des sondes en Gutta-Perka livrées au commerce, il s'en trouve de très solides, et qu'on peut employer en toute confiance. On reconnaît qu'une de ces sondes est de mauvaise qualité, lorsque, en la courbant, le côté convexe s'écaille sous la forme de petites lamelles, ou se fend en anneaux circulaires ; en la tirant par les deux extrémités, elle s'allonge et perd de son diamètre ; en la ployant au niveau des ouvertures, elle se fendille et quelquefois se brise ; enfin, lorsqu'elle se rompt si on la reploie brusquement sur elle-même.

DES BOUGIES.

Les bougies servent à remplir plusieurs indications : les unes, portant à leur pointe le caustique qui doit détruire l'obstacle au cours de l'urine, étaient déjà en usage au xvie siècle ; les autres, chargées de médicaments divers, et destinées à cautériser latéralement, ont eu une grande vogue, principalement dans le siècle dernier ;

---

(1) Voir le travail lu à l'Académie nationale de médecine par M. le docteur Robert, au nom d'une commission dont il était le rapporteur, dans la séance du 30 juillet 1850, sur les sondes et bougies soumises, par M. Cabirol, au jugement de ce corps savant.

d'autres enfin, employées de nos jours, ont pour but de dilater les rétrécissements de l'urètre, et d'explorer le canal.

Les premières, du temps d'Ambroise Paré, étaient composées d'onguents plus ou moins âcres, ou enduites de médicaments *cathéréliques* et *escarotiques*, tels que le verdet, l'orpiment, le vitriol, l'alun. Elles furent abandonnées à cause des vives douleurs qu'elles produisaient.

Loyseau employa la poudre de sabine, placée sur l'extrémité d'une bougie protégée par une sonde ouverte aux deux bouts. On dit qu'à l'aide de cet instrument, il détruisit, en treize jours, le rétrécissement dont Henri IV était atteint.

De nos jours, le célèbre chirurgien anglais Hunter et son élève, Everard Home, au lieu de ces divers médicaments, placèrent le nitrate d'argent au bout de la bougie, qui reçut alors le nom de bougie armée.

La cautérisation latérale, ou la destruction des *carnosités* de dedans en dehors, se faisait au moyen de bougies emplastiques recouvertes d'un agent caustique dans une portion de leur étendue.

Dans le siècle dernier, Daran obtint, par ses bougies, une renommée incroyable; son nom arriva jusqu'à la reine Marie Leczinska, qui, au dire du savant Percy (1), voulant absolument savoir ce que c'était que ce Daran, demanda à un seigneur de la cour pourquoi cet homme faisait tant de bruit. Ce dernier répondit : « Ce Daran est un original qui, au moyen de bougies qu'il fabrique, veut nous faire croire que *les vessies sont des lanternes.* »

On ne peut expliquer la vogue des bougies de Daran, quand on voit employer pour les composer l'association des remèdes les plus bizarres : ainsi, il plaçait dans une terrine neuve, de l'huile, du vin, un *pigeonneau vivant*, et faisait bouillir le tout jusqu'à consomption du vin ; après avoir retiré le pigeonneau, il ajoutait de la cire jaune, du blanc de baleine, du diabotanum, de la poudre de semelle brûlée, et étendait cet affreux mélange sur du linge à demi usé, qu'il roulait ensuite en forme de bougies de différents calibres.

Les bougies de Bernard, dites en gomme élastique, et qui sont faites en étendant sur une trame de soie des couches d'huile de lin ayant longtemps bouilli avec de la litharge, absorbèrent complétement l'attention des chirurgiens, elles leur firent dédaigner

---

(1) **Rapport de Percy et Duméril, 22 décembre 1817.**

toutes les bougies emplastiques, et elles furent seules employées dans le traitement des rétrécissements de l'urètre.

En 1833, Mayor reproduisit les sondes en étain dans la pratique chirurgicale ; mais la grande disproportion qui existait dans ces sondes, et surtout l'exagération de sa formule, provoquèrent une polémique ardente, et en peu de temps la méthode et les instruments furent abandonnés.

Ayant pu, dans sa pratique, apprécier les avantages du métal substitué aux bougies flexibles, M. Phillips publia, dans le *Bulletin médical belge*, n° 9, septembre 1839, des faits prouvant l'efficacité des bougies en métal graduées dans des proportions telles, qu'il soit possible de faire passer successivement des bougies de calibres plus considérables sans produire de douleurs, et sans provoquer d'inflammation. La division par tiers de millimètre, qu'il employa d'abord, n'était pas toujours tolérée par les urètres très sensibles, à cause de la différence trop marquée entre chaque bougie, surtout pour les numéros élevés.

La division par quart de millimètre, définitivement adoptée, satisfait à toutes les exigences de la pratique.

Il n'est pas indifférent que les bougies soient terminées par une pointe aiguë ou par un bout olivaire ou à boule.

Il n'est pas non plus indifférent qu'elles soient cylindriques ou coniques.

La forme conique convient surtout aux bas numéros ; elle facilite l'introduction de l'instrument, qui plie aisément lorsqu'il n'a pas cette forme et lorsqu'il y a un rétrécissement à traverser. La forme cylindrique est particulièrement réservée aux cathéters en métal.

Dans la pratique usuelle, les chirurgiens, qui ne font pas une spécialité du traitement des maladies des voies urinaires, emploient des bougies à extrémité pointue. Celles que l'on trouve dans le commerce sont presque toujours terminées ainsi. C'est une habitude déplorable, car ces pointes piquent la muqueuse urétrale, blessent et font souffrir le malade, déchirent la partie profonde du canal, et produisent de fausses routes.

Les instruments adoptés par M. Phillips ont tous, quelle que soit leur ténuité, la pointe terminée par un bout olivaire ou à boule.

Pour que leur introduction soit plus inoffensive, ce bout olivaire est porté par un petit étranglement qui lui enlève toute rigidité et en fait talonner la pointe contre l'obstacle sans jamais produire de sensation douloureuse.

DE LA COURBURE DES SONDES ET DES BOUGIES.

Quand on examine la structure anatomique de l'urètre et sa courbure, on s'étonne, avec raison, que les sondes et les bougies du commerce aient toutes, ou bien la forme droite, ou bien une courbure exagérée, et hors de proportion avec l'incurvation de ce canal.

Ces formes vicieuses rendent l'introduction de l'instrument difficile, elles donnent lieu à une foule d'accidents graves, et souvent elles empêchent de pénétrer dans la vessie, alors qu'aucun obstacle matériel ne s'oppose au libre passage du cathéter.

Pour remédier à ces inconvénients, M. Phillips a adopté pour base de la courbure de ses instruments celle qui est semblable à l'urètre quand il est libre, et il la modifie selon les altérations pathologiques que cet organe a subies.

Ainsi, ces instruments ont deux sortes de courbures ; la grande courbure fixe, et la *petite courbure*, courte et brusque, dite aussi *courbure à béquille*.

La grande courbure fixe se mesure par un quart de cercle dont le rayon a trois centimètres et la longueur de la courbure six centimètres.

La longueur totale de l'instrument est de vingt-neuf centimètres.

La petite courbure forme un angle très ouvert sur l'axe de l'instrument, dont le petit côté a deux centimètres au plus de longueur.

Quand on doit vider la vessie, quand il y a rétention d'urine, et que cette rétention est produite seulement par une grande perturbation dans l'économie, sans altération des voies urinaires, comme cela a lieu, par exemple, dans la fièvre typhoïde, et dans le ramollissement de la moelle épinière, la sonde flexible à grande courbure fixe est l'instrument le plus facile et le moins dangereux à employer.

Il en est de même quand il faut dilater les rétrécissements de l'urètre, et éviter, à coup sûr, les obstacles qu'on rencontre souvent dans ces sortes d'affections.

Si on se sert, dans ce cas, des bougies à courbure exagérée du commerce, on augmente les difficultés du cathétérisme, et s'il s'agit des affections de la prostate par exemple, on s'expose à faire de fausses routes immédiatement au-dessous du col de la vessie.

Lorsqu'il est bien conduit et lorsqu'il a une courbure convenable, l'instrument rencontre au col de la vessie un obstacle qui ne résiste pas, mais qui devient difficile à franchir lorsque cet instrument a une courbure exagérée ou lorsqu'il est conduit par une main peu exercée.

C'est cet obstacle mal *abordé* que les malades, atteints de rétrécissement, regardent comme le plus difficile et le plus douloureux à dépasser.

C'est aussi à ce point de l'urètre, que se font communément les fausses routes, parce que l'instrument, serré dans le rétrécissement, empêche de distinguer la nature et le lieu de la résistance.

DE LA COURBURE COURTE ET BRUSQUE,

Dite aussi à béquille.

Quand la rétention d'urine est le résultat d'une déformation du col de la vessie produite par un gonflement partiel de la prostate, comme on le voit si souvent chez les vieillards, la sonde flexible à courbure courte et brusque est introduite avec plus de facilité que celle à grande courbure.

On emploie aussi avec succès les instruments à courbure courte et brusque quand on doit procéder à l'exploration de la vessie et de son col; nous disons que les sondes sont plus utiles que les bougies, parce qu'on peut, selon la nécessité, vider la vessie ou y introduire de l'eau, afin de faciliter les recherches, et que les sondes en métal sont préférables à celles en gomme élastique, parce qu'elles évitent avec plus de facilité les obstacles que les engorgements séniles de la prostate accumulent au col de la vessie et parce que, elles seules, peuvent faire constater la présence d'un corps étranger dans la vessie.

Il ne faut pas perdre de vue que l'altération de la prostate a donné souvent un excès de longueur au canal, et qu'il est prudent d'avoir à sa disposition des sondes très longues; faute de cette précaution, on a pu croire, dans certains cas, à l'entrée de la onde dans la vessie, à cause de la profondeur où elle est enfoncée; et, ne voyant pas l'urine venir, on a supposé l'existence de caillots de sang formant obstacle à sa sortie, et on a laissé persister les accidents de la rétention ou on a aggravé l'état du malade par les manœuvres faites pour extraire les caillots supposés!

On les emploie aussi avec avantage lorsqu'il existe des déviations de l'urètre, derrière les rétrécissements, sans que le calibre du canal soit amoindri, ou lorsque la portion prostatique de l'urètre, et le col de la vessie, sont déformés par une hypertrophie sénile de la prostate, totale ou partielle.

La sonde à courbure courte et brusque est encore d'une grande utilité, lorsque l'urètre a été déchiré ou lorsque de fausses routes ont été faites. Par la courbure exagérée de cet instrument on évite plus facilement ces obstacles nouveaux qu'avec la grande courbure, et surtout qu'avec les sondes droites dont on se sert encore trop fréquemment.

INSTRUMENTS D'EXPLORATION.

Les sondes et les bougies ordinaires sont insuffisantes pour explorer l'urètre.

Les transformations pathologiques de cet organe rendent leur maniement parfois si difficile, que des chirurgiens ont cru reconnaître des rétrécissements là où il n'en existait pas, et qu'ils ont fait subir à leur malade un traitement pour une maladie qu'il n'avait point.

Ce fait a tellement frappé les opérateurs, que, pour éviter cette méprise, ils ont inventé un grand nombre d'instruments propres à explorer l'urètre. La majeure partie en a été successivement rejetée, malgré leur réputation, lorsque d'autres plus parfaits ont été introduits dans la pratique chirurgicale.

SONDE DE DUCAMP.

Ducamp fut l'inventeur de la sonde exploratrice qui porte son nom. Elle a joui longtemps d'une grande faveur. Encore aujourd'hui, elle est exclusivement employée par les chirurgiens qui pratiquent la cautérisation.

Nous ne croyons pas que cette sonde ait les avantages qu'on lui attribue; elle peut induire en erreur sur le diamètre, sur la situation et sur la longueur de l'obstacle qu'on explore.

Elle est formée: 1° d'une tige en gomme élastique, 2° d'un pinceau de soie et de cire molle fixé à son extrémité supérieure. Des divisions métriques sont imprimées sur la tige de l'instrument.

Cette double disposition a une apparence d'utilité et de précision qui séduit. Mais, à l'application, on reconnaît tout de suite à combien de fausses appréciations on est exposé par son usage.

En effet, s'agit-il de reconnaître un rétrécissement? le pinceau de cire molle, en pénétrant dans le canal, en rapporte difficilement le diamètre exact, parce que, trop peu résistant, il cède à la pression des parois du canal et il s'amincit outre mesure.

Faut-il avoir l'indication précise de l'ouverture du rétrécissement? la courbure de l'urètre force la cire à se pelotonner par en bas, ou bien la portion de l'instrument qui, sous forme allongée, pénètre dans l'obstacle, est placée à la circonférence du pinceau de cire, alors que l'ouverture du rétrécissement est plus ou moins centrale, ou bien encore la cire se replie en forme de crosse ou de massue, sans rapporter aucune empreinte. Cette disposition trompeuse de la cire est due à la trop facile dilatation du bulbe, de sorte que une petite portion de la circonférence de la boule de cire s'engage dans la lumière du rétrécissement, et elle rapporte une tige qui fait croire que l'ouverture de l'obstacle est tout-à-fait en haut, quand, en réalité, elle est en bas, sur la paroi inférieure de la courbure du canal.

Faut-il avoir l'indication précise du siége du rétrécissement? la division métrique imprimée sur la tige de l'instrument ne donne pas davantage cette connaissance exacte, parce que la pression qu'il faut exercer, pour faire pénétrer la tige de cire, refoule le rétrécissement en arrière et entraîne l'instrument plus loin que le siége réel de l'obstacle. Ce déplacement, si facile et si étendu, est dû à la grande mobilité des tissus de l'urètre.

Il arrive aussi que des rétrécissements très forts ne laissent pas d'empreintes, parce que le premier obstacle plus étroit que les suivants empêche de reconnaître ceux-ci.

S'agit-il de mesurer la longueur du rétrécissement? on ne peut le faire avec exactitude, puisque la cire qui s'engage dans son ouverture y passe comme dans une filière, elle y forme une tige très longue, et elle fait croire à l'existence d'un rétrécissement très allongé, alors qu'en réalité il a peu d'étendue.

BOUGIES DE CIRE MOLLE.

Les bougies de cire molle rendent des services plus réels que la sonde de Ducamp.

Introduites lentement et avec précaution, elles prennent fidèlement certaines empreintes. Ainsi, des rétrécissements fibreux, de petits calculs ou des fragments de calcul engagés dans l'urètre, et surtout les modifications que la prostate subit dans l'*hypertrophie sénile*, laissent sur elles des traces assez nettes pour reconnaître la maladie.

Mais elles sont insuffisantes quand le rétrécissement est peu développé ou lorsqu'il est mou, et elles ne dévoilent pas les *replis valvulaires*, qui produisent parfois des troubles fonctionnels si graves.

Pour remplacer les bougies de cire molle, on a cherché à obtenir des empreintes avec des bougies de caoutchouc recouvertes d'une légère couche de cire.

En retirant ces bougies on peut, il est vrai, voir quelques dépressions formées par les obstacles, mais ce moyen est sans valeur quand le rétrécissement est étroit, il arrive alors que : si la couche de cire est peu épaisse, elle ne prend point d'empreinte ; si elle a une certaine épaisseur, elle abandonne la cire quand la bougie s'engage dans l'ouverture de l'obstacle, ou bien en arrière de l'obstacle quand on la retire : et les parcelles de cire peuvent pénétrer dans la vessie et y former le noyau d'un calcul. On peut aussi prendre des empreintes avec la gutta-percha ramollie à la flamme d'une lampe à esprit de vin. Après l'avoir huilée, on l'introduit dans l'urètre jusqu'au rétrécissement, sur lequel on maintient, pendant une minute, une pression du poids d'une once à peu près. On laisse la bougie dans cette position, jusqu'à ce qu'elle soit refroidie et solidifiée ; l'empreinte revient intacte et non déformée par les frottements sur les parois du canal, comme il arrive souvent lorsqu'on a employé la cire molle.

INSTRUMENTS EXPLORATEURS EN MÉTAL.

Nous n'indiquerons pas tous les instruments métalliques d'exploration inventés par les chirurgiens urologues. Il en est quelques-uns cependant qui ont été signalés comme utiles :

1° Un tube métallique, de trois ou quatre millimètres environ de diamètre, est fermé par une lentille soudée excentriquement à l'extrémité d'un mandrin. Pour reconnaître l'obstacle urétral, on fait tourner ce mandrin entre les doigts et saillir la lentille qui accroche les obstacles quand on retire l'instrument. Mais cette opération n'indique rien de bien certain, car on peut tout aussi bien être arrêté par les replis de la membrane muqueuse que par l'obstacle pathologique, et on peut diagnostiquer ainsi un rétrécissement qui n'existe pas. De plus, cet instrument produit toujours sur le canal un *râclement* douloureux. Il n'est plus employé aujourd'hui.

2° Une tige métallique mince et flexible, terminée par deux boules d'argent, *rondes* ou *olivaires*.

En Angleterre, cet instrument est très employé. Les boules ont de deux à six millimètres de diamètre.

Cet explorateur, plus utile que les précédents, offre néanmoins tous les inconvénients attachés aux instruments dont la flexibilité est limitée.

On a convenablement modifié ces explorateurs en les faisant soit en caoutchouc soit en gutta-perka, et l'on a ainsi obtenu des bougies très flexibles.

BOUGIES FLEXIBLES

A boules ou à nœuds.

(Voir la Pl. nos 1 et 2.)

Une tige de gutta-perka ou de caoutchouc est terminée par une boule de deux à six millimètres de diamètre. Ces boules sont ou olivaires ou rondes. C'est la bougie dite à boule. (V. la Pl. f. 1).

La bougie à nœuds est une tige flexible et pleine dont la partie antérieure se termine par trois ou quatre nœuds ou renflements circulaires, séparés chacun par un intervalle de deux à trois centimètres, la pointe est une boule olivaire conique. (V. la Pl. f. 2 et 3).

Ces deux instruments se font de grosseurs différentes pour pouvoir traverser tous les rétrécissements. Leur introduction facile ne produit pas de douleur, et leur flexibilité permet de les plier selon toutes les courbures du canal.

Avec les nœuds qui les terminent on peut, en les retirant, préciser avec exactitude le nombre, le siége et la longueur des rétrécissements.

Il existe parfois des troubles fonctionnels dans les voies urinaires, sans qu'il soit possible de déterminer la lésion de l'organe, soit avec des bougies de cire, soit avec des bougies à boule.

Dans ces cas difficiles, la bougie à nœuds (V. la Pl. fig. 3 et 4) est très utile; plus sensible que les précédentes, à cause de l'inégalité et de la succession de ses nœuds, elle accroche les obstacles et en transmet sûrement le contact à la main de l'opérateur.

BOUGIE TORTILLÉE OU EN SPIRALE.

L'existence d'un rétrécissement étant reconnue, il s'agit d'en trouver l'ouverture, souvent excentrique. On y réussit difficilement avec les bougies à boule, ou avec les instruments droits.

Avec la bougie en spirale on est presque toujours sûr de pénétrer dans cette ouverture, à cause de l'excentricité de sa pointe; il suffit de lui imprimer un léger mouvement de rotation en l'introduisant dans le canal.

Quelle que soit la forme de l'instrument qu'on emploie, quelle que soit sa graduation métrique, la chose la plus essentielle, c'est d'en avoir de bonne qualité.

Presque tous les praticiens spécialistes ont parlé des dangers qui résultent de l'usage des sondes ou bougies dites du *commerce*; ils ont particulièrement signalé les déchirures du canal, les contusions du col de la vessie, leur rupture dans la vessie, etc.

Voici en quels termes M. CIVIALE a signalé ces dangers, dans un rapport qu'il a lu à l'Académie des sciences, sur les sondes et bougies en gutta-perka, et dont les conclusions ont été adoptées:

« Depuis quelques années, la concurrence et le besoin de produire à bon marché font livrer trop souvent au commerce des sondes dont la trame est détériorée ou de mauvaise nature; elles peuvent se rompre dans la vessie, accident qui se produit de nos jours d'une manière effrayante, et hors de toute proportion avec ce qu'on observait il y a quelques années. »

Frappé de ces graves inconvénients, nous avons entrepris d'y remédier, en nous livrant d'une manière spéciale à la fabrication des instruments de cathétérisme. Nous pouvons promettre aux chirurgiens qui nous accorderont leur confiance, qu'aucun instrument ne sortira de notre maison sans avoir subi une vérification sévère qui en garantisse la solidité.

Les cours professés à l'École-Pratique par M. le Dr Ch. Phillips ont donné à la méthode de dilatation qu'il a adoptée une valeur que l'expérience confirme. Nous avons suivi ces cours avec assiduité, et nous avons pu ainsi étudier et fabriquer avec soin les instruments qu'exige l'application de cette méthode.

La filière du docteur Phillips est divisée en quarante fractions de un quart de millimètre, pour arriver à une dilatation de huit à dix millimètres.

Depuis le n° 1 jusqu'au n.° 24, qui représente six millimètres de diamètre, il se sert de bougies flexibles en caoutchouc; et enfin du n° 24 jusqu'au n° 40 (dix millimètres), il se sert de cathéters en étain. Quelquefois aussi il a recours à ceux-ci, depuis le n° 16, si les cas l'exigent.

Les moyens d'exploration sont dessinés dans la planche annexée à cette brochure.

Un grand nombre de chirurgiens nous ont demandé, par corres-

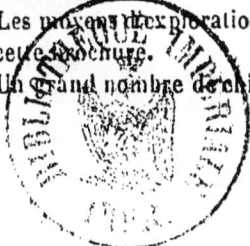

pondance, des renseignements sur la série complète des instruments nécessaires pour l'application de la méthode du Dr Ch. Phillips.

Cette série se compose :

Pour les instruments d'exploration.

De quatre bougies à nœuds, de grosseurs différentes (V. la Pl. nos 3 et 4) ;

D'une bougie filiforme qu'on transforme en bougie tortillée en l'enroulant sur une épingle (Pl. no 5) ;

De six bougies à boules, de grosseurs variées (Pl. nos 1 et 2) ;

De quatre bougies en cire molle, de 4 à 8 millimètres, pour prendre des empreintes.

Pour vider la vessie.

De deux sondes flexibles à béquille, et une en maillechort de 4 à 5 millimètres de diamètre dans les cas d'hypertrophie de la prostate ;

De quatre sondes à grande courbure et à pointe recourbée, de différentes grosseurs, quand il n'y a pas d'obstacle dans le canal.

D'une sonde à robinet pour sonder le malade dans son lit, et pour explorer la vessie.

Pour la dilatation des rétrécissements.

De seize à vingt bougies flexibles du no 1 jusqu'aux nos 16 ou 20;

De vingt à vingt-quatre bougies en étain, depuis le no 16 ou 20 jusqu'au no 40.

Quelques chirurgiens, estimant que l'urètre est suffisamment dilaté lorsqu'on a obtenu 8 millimètres de calibre, ne prennent les cathéters en étain que depuis le no 16 (4 millimètres) jusqu'au no 32 (8 millimètres). L'expérience démontre l'insuffisance de cette prévision, et la nécessité d'avoir tous les cathéters jusqu'au no 40.

Être utile, tel est le but que je me suis proposé ; les chirurgiens qui m'accorderont leur confiance me diront si je l'ai atteint.

PAUL GAGE,

45, rue de Grenelle-Saint-Germain.

DE

LA RÉTENTION D'URINE

EN GÉNÉRAL.

La rétention d'urine est le résultat de causes diverses, et particulières aux différentes époques de la vie. Chez les vieillards, c'est presque toujours un changement dans la forme de la prostate; tandis que chez l'homme adulte, c'est généralement un rétrécissement du canal ou une contracture du col de la vessie qui produisent cette infirmité. Dans le premier cas, la prostate forme une barrière au col de la vessie, et dans le second, le rétrécissement, ou la modification qu'il apporte à la contraction des muscles du col de cet organe, empêchent l'urine de sortir. Le rétrécissement ne se forme pas subitement ; son action est lente à se faire sentir; toujours le produit de l'inflammation, il passe en général par les phases suivantes :

Une maladie toute locale, légère en apparence, mais souvent grave par ses effets, connue des médecins sous le nom de *blennorrhagie* ou de *gonorrhée chronique*, et des gens du monde sous celui d'*échauffement*, *de goutte militaire*, se dévoile par l'apparition d'un faible écoulement.

Les malades peuvent la conserver pendant des années, et leur santé n'en est point troublée.

Tout à coup, après un excès de table ou un abus de plaisir, le mal, localisé, s'étend, jette la perturbation dans les fonctions de l'appareil urinaire, et modifie bientôt la santé générale.

Mais avant de décrire la maladie et le mode de traitement qui lui convient, je dois dire en quoi elle consiste, afin de bien établir la nécessité de la méthode que j'emploie.

Lorsque l'inflammation agit sur nos tissus pendant un certain temps, elle altère leur texture, et elle change leurs fonctions. De souples et d'extensibles qu'ils étaient, ils deviennent durs et rétractiles ; ils diminuent de largeur et de longueur, de sorte que si cette modification se fait sur des tissus qui réunissent des surfaces articulaires, elle produit des déviations ; si au contraire elle a lieu sur des tissus formant des canaux ou des ouvertures, elle produit des diminutions de calibre, des *rétrécissements*.

Le mot de rétrécissement fait naître aussitôt l'idée de l'occlusion du canal et de la diminution du jet d'urine ; on ne réfléchit pas que ce degré extrême a été atteint lentement, progressivement, et qu'enfin la diminution du calibre du canal s'est faite en perdant d'abord un demi-millimètre, un millimètre, etc.

Sans doute, si l'altération de l'organe est légère, la modification de la fonction sera peu importante ; mais comme il est de la nature du rétrécissement de ne pas rester stationnaire, comme il est doué d'une force de rétraction permanente et progressive, comme enfin il obéit forcément à la loi de la *rétraction*, il en résulte que la modification de la fonction devient d'autant plus sensible que l'organe est plus profondément altéré.

Alors qu'ils commencent à se développer, il est fort difficile de faire accepter cette idée de rétrécissements. Les malades répondent : Il ne peut y avoir de rétrécissement, car j'urine facilement ; j'urine beaucoup et sans douleur. Et lorsqu'on veut savoir la mesure approximative de ce *beaucoup*, on apprend que c'est *souvent* qu'ils éprouvent le besoin d'uriner, et qu'ils urinent peu chaque fois.

Les médecins disent aussi : Il n'y a pas de rétrécissement, car j'ai introduit une grosse sonde qui est arrivée jusque dans la vessie sans rencontrer aucun obstacle.

Si on accepte comme vraies les paroles du malade, et comme exacte l'exploration faite par le médecin, il faut ou renoncer à tout traitement, ou se condamner à recommencer l'administration de la série des médicaments qui ont tant été recommandés contre cette maladie, et qui n'ont cependant eu aucun succès.

Les signes de cette maladie sont d'abord peu apparents. On voit au méat urinaire une quantité variable d'un liquide plus ou moins épais, plus ou moins coloré, plus ou moins filant ; c'est surtout au matin, en s'éveillant, que les malades examinent *cette goutte*. Ils regardent avec une grande attention l'urine qu'ils rendent en se levant, et qui entraîne ce qui reste de mucosités dans le canal, sous la forme de filaments allongés ; c'est ce qu'ils appellent des vers nageant dans l'urine.

Chez quelques sujets, cette goutte existe seulement au matin, et le canal reste sec pendant toute la journée. Chez d'autres, elle paraît avec le pressant besoin d'uriner ; chez d'autres enfin le canal est presque toujours mouillé. Souvent elle ne reste pas dans la fosse naviculaire ; elle tache le linge et elle forme des plaques dont le centre, épais et jaune, est entouré d'une auréole semblable aux taches produites par de l'eau gommée.

Ces variétés de consistance, de couleur et de quantité, sont dues à des causes souvent très indirectes, et qui agissent périodiquement : par exemple, un excès de table, une longue marche, la fatigue du cheval, un trop long espace de temps pour l'émission des urines.

Mais que la goutte soit faible ou forte, la maladie existe, et tôt ou tard le malade en ressentira les effets.

Dans cet état, il suffit de la cause la plus légère pour aggraver le mal, et bientôt les sensations vagues deviennent de plus en plus nettes, et elles se reproduisent à des intervalles de plus en plus rapprochés. Les élancements qui parcourent le canal sont quelquefois si vifs que des hommes du monde, en soirée, assis à une table de jeu, ne peuvent pas résister au besoin de porter subitement la main à l'organe pour le presser, afin de faire cesser ces *inquiétudes*. D'autres sont tourmentés par un besoin d'uriner si pressant, qu'ils ne peuvent le maîtriser. Obligés, par des exigences sociales, à rester en place, on les voit faire des efforts, croiser les jambes, et laisser enfin échapper quelques gouttes d'urine dans leur linge, ce qui *leur* procure une tranquillité momentanée ; ou lorsqu'ils se présentent au vase, ils ne peuvent pas uriner, surtout s'ils ne sont pas seuls. Il en est qui ont besoin d'un temps très long pour uriner, et encore ne vident-ils pas leur vessie !

Arrivés à cet état fâcheux, les malades sont obsédés par des préoccupations qui ressemblent à une monomanie.

Pendant le jour, occupés d'affaires les plus sérieuses, ils s'échappent pour aller voir s'il y a de la sécrétion ; le matin, en s'éveillant, c'est encore leur première pensée, et la plus ou moins grande quantité de liquide qu'ils trouvent influe sur leur humeur tout le reste du jour. Des hommes d'un esprit élevé ont sur ce sujet les idées les plus excentriques, au point que ces inquiétudes si vives et de tous les instants feraient croire à un délire partiel.

L'écoulement chronique augmente parfois après un contact avec une femme *saine*. Un grand nombre de malades disent qu'ils ont pris la maladie avec une femme qui *n'avait rien*, et je dois reconnaître que bien souvent, après un examen au spéculum, la femme n'avait effectivement rien, si ce n'est des *fleurs blanches*.

J'ai vu des jeunes gens mariés venir réclamer mes soins pour un écoulement survenu pendant la lune de miel, et cet écoulement devenir la cause de débats orageux, d'amers reproches, de soupçons outrageants. A ce point de vue, cette maladie ne mérite-t-elle pas toute l'attention du médecin ?

Je crois qu'on peut dire que l'écoulement chronique de l'urètre est le résultat d'une altération de ce canal produite, soit par un rétrécissement, soit par des valvules, soit par une contracture du col de la vessie.

La méthode de traitement doit donc avoir pour but de *recalibrer* le canal, de détruire les valvules, et de faire cesser la contracture de l'appareil musculaire qui enveloppe la portion profonde de l'urètre.

Avant de commencer un traitement, on doit explorer le canal avec plus d'attention, avec plus de précision qu'on ne le fait généralement, et surtout il ne faut pas employer la sonde à grande courbure ni la bougie cylindrique : ces instruments ne sont pas assez sensibles pour faire connaître à l'opérateur la présence d'obstacles souvent peu développés.

Les explorateurs dont je me sers sont dessinés dans la planche (fig. 1, 2, 3, 4).

Il faut d'abord faire uriner le malade : on peut déjà, par l'inspection du jet d'urine, savoir quelle partie du canal est altérée. Si le jet sort en spirale tortillée, en tire-bouchon ou bifurqué, il est probable que l'obstacle est dans la portion courbe de l'urètre ; si au contraire le jet est large, aplati, à bords épais et très-minces dans le centre, s'il est, comme disent les malades, en lame de couteau, on trouvera le rétrécissement dans la portion spongieuse, dans la portion droite du canal.

Pour comprendre comment un malade peut uriner facilement par un urètre rétréci, on doit se rappeler que le diamètre de ce canal est en moyenne de sept à huit millimètres. Cette dimension n'est pas la même dans toute son étendue ; mais le chirurgien qui a l'habitude de l'explorer, et qui en a le *doigté*, distingue aisément le rétrécissement naturel du rétrécissement accidentel.

Si un urètre de sept millimètres de diamètre a subi en

un point une diminution de calibre de un ou de deux millimètres seulement, évidemment l'ouverture qui reste est assez considérable pour laisser sortir l'urine avec grande facilité et pour que le malade ne s'aperçoive pas de cette légère
modification. Mais ce très petit obstacle, sans cesse fatigué
par la force de projection du jet urinaire, ne tarde pas à être
irrité; toute la portion du canal derrière le point rétréci devient plus sensible, la membrane muqueuse, excitée plusieurs fois chaque jour par la même cause, s'enflamme,
se ramollit, souvent s'ulcère, et produit enfin cette sécrétion purulente qui arrive insensiblement au méat urinaire.

Ce faible rétrécissement retient toujours un peu d'urine ;
obéissant à leur propre poids, et n'étant plus expulsées par
les contractions de la vessie, quelques gouttes tombent
entre les talons, ou mouillent le linge quand le malade a
fini d'uriner.

Lorsque, par une exploration faite avec les bougies à
boule n°s 1 et 2 (v. la pl.) ou avec les bougies à nœuds
n°s 3 et 4, on a reconnu que la rétention est produite par
des rétrécissements, on doit chercher à les franchir avec
la bougie la plus fine.

Dans les cas difficiles, on a conservé la déplorable habitude de vouloir traverser les obstacles avec la sonde d'argent ou avec la sonde en gomme, rendue solide par un
mandrin de fer, pressée avec force contre l'obstacle pour
peu qu'il résiste. C'est une manœuvre périlleuse, irration-
nelle, et qu'on ne peut justifier que par l'influence d'an-
ciennes habitudes et par la puissance de la routine. Si on
peut citer quelques faits heureux dus à cette méthode, si le
hasard a mis en rapport l'extrémité de l'instrument rigide
avec l'ouverture du rétrécissement, combien n'a-t-elle pas
produit d'accidents, tels que des déchirures de l'urètre, des
épanchements urineux, des fistules, etc ? Il faut donc se
garder d'employer la sonde en métal pour vaincre les obstacles, et ce n'est pas sur la force ou la brutalité, mais sur
la patience et le tact, qu'il faut compter pour arriver à la
vessie. Sans doute, cette manière de faire exige beaucoup
plus de temps ; mais on a au moins la certitude de ne pas
blesser le malade.

La bougie en spirale (voir n° 6) est très utile dans les cas
difficiles; par sa grande flexibilité, et surtout par l'excentricité de sa pointe, elle s'insinue à travers des obstacles
rebelles à tout autre moyen.

On sait que certains rétrécissements laissent filtrer l'u-
rine, soit goutte à goutte, soit par un très petit jet, et cependant les bougies les plus fines ne peuvent pas y entrer.

Cette difficulté vient du siége de l'ouverture du rétrécissement qui est presque toujours excentrique, ou de ce que plusieurs rétrécissements rapprochés ont leur ouverture opposée, de sorte que la pointe de la bougie ayant traversé le premier obstacle butte contre le second, et elle ne peut arriver à la vessie.

On a attribué cette difficulté au spasme de l'urêtre, au gonflement de sa membrane muqueuse, à la trop grande résistance des tissus du rétrécissement, etc.; et l'on a conseillé les antispasmodiques, la belladonne, la bougie fixée à demeure contre l'obstacle, les injections forcées, etc., le tout en vain.

Grâce à l'excentricité de la pointe de la bougie tournée en spirale, ces rétrécissements sont traversés, à la condition toutefois d'agir avec patience et sans force.

On sent qu'une bougie est entrée dans la vessie lorsqu'on peut lui imprimer un mouvement de va-et-vient sans résistance.

Lorsqu'une première bougie a passé, on doit la laisser en place pendant vingt-quatre ou trente-six heures. L'urine coule lentement le long de cette bougie, en peu de temps les accidents de la rétention disparaissent, et il est rare que la vessie ne se vide pas après une ou deux heures. L'instrument, très flexible et très délié, ne fatigue pas le canal, et cependant il produit assez rapidement la dilatation des obstacles pour qu'on puisse le retirer le lendemain ou le surlendemain, et le remplacer par un autre un peu plus gros. Alors la voie devient libre, et il n'est plus nécessaire de le laisser à demeure. Je le répète encore, la sonde en métal ne doit *jamais* être employée pour faire cesser une rétention d'urine dépendant d'un rétrécissement. C'est toujours un instrument dangereux, même entre des mains habiles.

Le quatrième ou le cinquième jour, il est possible d'introduire des bougies terminées par des bouts olivaires n°s 7 et 8 (*v. la pl.*); elles ont sur les bougies pointues l'avantage de ne pas piquer le malade, et de passer plus facilement à travers l'ouverture des rétrécissements; mais on ne peut les employer que lorsqu'on a déjà dilaté les obstacles jusqu'à un millimètre ou un millimètre et demi.

Pendant les six ou huit premiers jours du traitement, les bougies doivent être laissées dans l'urêtre une heure ou une heure et demie, selon la tolérance du malade; et, bien qu'il soit possible d'en introduire de plus volumineuses, il est prudent d'employer seulement des diamètres d'un millimètre et demi à deux millimètres, parce qu'ils sont facilement supportés, et parce qu'ils émoussent rapidement la sensibilité du canal, souvent exagérée dans cet état de maladie.

Dans cette première période du traitement, un écoulement se forme parfois dans l'urètre, ou il augmente si déjà il existe; l'émission des urines devient quelquefois sensible et les besoins de les rendre sont plus rapprochés et plus pressants. On fait cesser ces petits accicents par des bains, des boissons délayantes, des quarts de lavement d'eau froide, et quelques jours de repos; après quoi on peut continuer à faire la dilatation avec sécurité, en se servant des bougies cylindriques à courbure fixe du diamètre de quatre millimètres à quatre millimètres et demi, nos 10 et 11 (v. la pl.).

Lorsque ces dernières passent facilement, et lorsqu'elles ne produisent plus d'irritation, on les remplace par des bougies de métal nos 12 et 13, avec lesquelles on achève le traitement. Il faut avoir soin de ne pas les laisser dans le canal; il suffit de les retirer immédiatement après leur entrée pour produire une dilatation solide. Il est nécessaire aussi de conserver avec soin la progression des diamètres, qui sera toujours basée sur la sensibilité de l'urètre : il ne faut donc pas *sauter* plusieurs numéros, dans le but de hâter le traitement ; on produit ainsi une irritation qui condamne le malade au repos, et qui force l'opérateur à rétrograder quelquefois de un à deux millimètres.

Dans certains cas de rétrécissements fibreux, principalement ceux qui ont été traités autrefois par la cautérisation, qui a produit de si graves accidents, ou par la sonde à demeure, et qui, à l'aide de ces méthodes, sont devenus plus longs, plus durs, et souvent incurables, le contact prolongé des bougies flexibles ramollit les tissus du rétrécissement, et détermine un gonflement parfois considérable de la membrane muqueuse de l'urètre : la bougie, qui était entrée facilement la veille, rencontre de grandes difficultés le lendemain, et si on insiste pour la faire passer, on irrite le canal, on augmente le gonflement, et le sang ne tarde pas à couler. Il ne faut donc pas lutter contre cette résistance, mais il faut changer d'instrument, et au lieu d'une bougie cylindrique en métal, on introduit une bougie flexible de même diamètre dont l'extrémité conique est terminée par un bout olivaire.

Il arrive aussi qu'une bougie cylindrique ne peut pas entrer dans un rétrécissement qui admet facilement une bougie conique, bien que toutes les deux aient le même diamètre. Si la bougie cylindrique est très molle, elle ploie sous la pression de la main; si, au contraire, elle est rigide, elle blesse l'urètre, et elle ne dépasse pas l'obstacle. Il ne faut donc point insister, et c'est en se servant de bougies coniques plus petites qu'on arrive à éluder cette difficulté. Par exemple, si le grand diamètre d'une bougie conique est de quatre millimètres, celui de la bougie cylindrique doit être de deux millimètres et demi à trois millimètres. Lorsqu'une bougie cylindrique est entrée facilement, ou ne rencontre plus de résistance, on peut en faire passer d'autres, à la condition de graduer la progression par *quart de millimètre*, et on peut ensuite faire la dilatation avec les bougies en étain, lorsque le rétrécissement a admis avec facilité une bougie cylindrique de quatre millimètres.

Lorsqu'on est arrivé à la période du traitement qui permet l'emploi des bougies de métal, il ne faut pas commencer les séances par elles, mais par une bougie flexible qu'on laisse dans le canal pendant dix à douze minutes. On peut ensuite faire passer successivement trois ou quatre bougies de métal, en ayant soin que la première soit plus petite que la plus forte introduite la veille ; elles doivent être guidées avec une extrême lenteur, et *jamais* on ne doit employer la force pour les faire entrer. Si on rencontre une résistance, il faut retirer la bougie et en prendre une plus petite, jusqu'à ce qu'on en trouve une qui passe aisément; alors les autres entrent sans difficulté, et la plus grosse, qui n'avait pas pu être introduite, arrive à la vessie sans obstacle.

S'il survient de l'irritation pendant cette période, il faut cesser les manœuvres pendant deux ou trois jours.

Une particularité assez importante pour être mentionnée, c'est que l'introduction de la bougie, faite avec précaution, diminue la sensibilité de l'urètre de telle sorte que le malade sent à peine le passage de la seconde ou de la troisième, bien que le diamètre soit plus fort que celui de la première.

Cette absence de la douleur enhardit les malades, qui demandent l'emploi de calibres plus considérables. Le chirurgien doit résister à ces désirs pour éviter les accidents qui sont la conséquence d'une dilatation trop rapidement faite. Cette insensibilité peut aussi tromper l'opérateur : séduit par une trop facile introduction, il commence les séances suivantes par des diamètres plus forts, et presque toujours il survient des complications qui enraient la marche du traitement. Si cette imprudence a été commise, il faut arrêter la dilatation, sinon l'inflammation peut envahir les tissus avec violence, et former des abcès dans la prostate, etc.

On doit généralement faire la dilatation jusqu'à ce que l'urètre ait atteint huit millimètres de diamètre. Lorsqu'ils ont obtenu sept millimètres, les malades éprouvent assez de soulagement pour désirer mettre un terme au traitement ; il faut leur démontrer la nécessité de rendre à l'urètre toute sa largeur s'ils veulent conserver le résultat acquis.

Il est quelques cas exceptionnels où l'urètre n'a que six millimètres de diamètre, de même qu'il en est d'autres où le canal admet des bougies de neuf millimètres à neuf millimètres et demi. On ne doit jamais dépasser neuf millimètres, car on expose le malade à souffrir d'une irritation du col de la vessie, provoquant de fréquentes envies d'uriner, de la douleur en urinant, et des accès de fièvre simulant la fièvre intermittente ; il faut alors laisser quelques jours de repos, afin de dissiper ces accidents.

Pendant le traitement, on doit éviter les excès, de quelque nature qu'ils soient, et il faut adopter un régime alimentaire tonique, en se privant toutefois de liqueurs et de vins généreux.

Les bougies de cire ont été longtemps et sont encore employées aujourd'hui par quelques chirurgiens ; je les ai abandonnées comme moyens de dilatation ; on ne peut pas en construire d'aussi fines que celles dites en gomme, de sorte qu'elles ne peuvent pas passer dans les rétrécissements très étroits ; la chaleur du canal les ramollit, elles perdent leur résistance, elles se pelotonnent ou se recourbent dans l'urètre, et le chirurgien, trompé, ne s'aperçoit souvent de son erreur que lorsque le bout de la bougie sort par le méat urinaire.

Les bougies de cire ne doivent pas être conservées dans la pratique au-dessous de quatre millimètres, et seulement quand il s'agit de prendre des empreintes ou quand on veut émousser la sensibilité trop vive du col de la vessie.

Les bougies faites avec la corde à boyau doivent également être abandonnées ; elles se gonflent trop rapidement par les mucosités du canal, elles se ramollissent et se dilatent inégalement, de sorte que si on ne traverse pas tout de suite le rétrécissement, si on ne rencontre pas immédiatement son ouverture, l'extrémité ramollie de la bougie se recourbe, et elle ne peut plus se mouvoir sans fatiguer le canal. Si, au contraire, elle passe à travers le rétrécissement, le gonflement inégal empêche sa sortie, et souvent ce n'est qu'après de grands efforts et en déchirant les tissus, qu'on parvient à l'extraire.

Les bougies en métal ont sur les bougies flexibles l'avantage de faire en quelques minutes l'effet que ces dernières produisent en plusieurs jours ; il suffit de les laisser peu de temps dans le canal pour le dilater. Il n'est pas indifférent, pour des hommes occupés, de se soumettre à un traitement qui exige seulement quelques minutes chaque jour, au lieu d'un repos forcé pendant cinq ou six semaines.

Il y a treize ans déjà, qu'appréciant les avantages du métal substitué par Mayor aux sondes flexibles, j'ai fait fabriquer une série de bougies moins volumineuses que les siennes, et destinées à préparer la route à de plus gros diamètres. (*Bulletin médical belge*, n° 9, septembre 1839).

La dilatation par les bougies en métal sera, dans peu de temps, généralement adoptée : par cette méthode, on peut laisser plusieurs jours d'intervalle entre l'introduction des instruments, parce que le canal conserve la dilatation produite par cet agent ; elle expose moins aux accidents inflammatoires, à cause du séjour très court de ces bougies dans le canal, et elle arrive plus rapidement au but, par la possibilité d'introduire successivement plusieurs bougies graduées avec précision, et parce qu'on peut apprécier mathématiquement le progrès de chaque jour.

RÉTENTION D'URINE CHEZ LES VIEILLARDS.

Les vieillards éprouvent souvent de la difficulté à uriner; leur vessie, paresseuse, ne se vide pas complètement, de sorte que les besoins sont très rapprochés, surtout la nuit. Ils sont aussi quelquefois atteints de rétention subite sans qu'on puisse dire ce qui cause ce trouble fonctionnel, on ne rencontre aucun obstacle ni dans le canal, ni dans la vessie : la sonde pénètre ordinairement avec facilité, ce qui fait attribuer à la paralysie de l'organe ce qui en réalité est l'effet d'une cause mécanique inaperçue, et siégeant au col de la vessie. On conçoit combien il est important de la reconnaître, car il suffit de l'inciser pour guérir une affection considérée comme incurable quand on la croit dépendante d'une paralysie de l'organe. Cette maladie atteint des hommes dont la vie a toujours été régulière, et qui jamais n'ont été infectés de maladies syphilitiques, des hommes sédentaires, des hommes d'étude, des magistrats, etc. Il est donc nécessaire de procéder avec la plus grande attention à l'exploration du col vésical et de la prostate, alors qu'on n'a rien trouvé dans l'urètre avant de commencer aucun traitement.

La rétention d'urine des vieillards, attribuée à tort à la paralysie de la vessie, est bien rarement améliorée par les médicaments habituellement employés. La cause qui la produit étant un obstacle matériel, mécanique, c'est par une action directe, qu'il faut chercher à la faire disparaître ; et les moyens que la chirurgie a à sa disposition doivent être basés sur l'importance et sur la gravité de cette cause.

On ne peut trop insister sur ce dernier point, et sur l'inutilité des médicaments dans cet état; les malades qui persistent dans cette voie en sentent bientôt les funestes effets. La vessie, surexcitée par ces médicaments, augmente ses contractions, elle ne tarde pas à s'enflammer, les urines deviennent ammoniacales, le catarrhe de la vessie vient aggraver cette situation, et il n'est pas rare de voir se former très rapidement des pierres qui acquièrent un volume très considérable en fort peu de temps.

On est souvent consulté par des malades qui éprouvent dans les fonctions des voies urinaires des troubles vagues, indéterminés et ne pouvant être directement attribués à une cause précise. Le médecin, peu habitué à voir un tel état, éprouve à prescrire un traitement un embarras égal à celui du malade qui essaie de décrire sa situation : c'est qu'en effet ce dernier ne souffre pas; il ressent seulement du malaise, des *inquiétudes*, des besoins fréquents d'uriner, et dans certaines circonstances une incontinence momentanée, et il continue ainsi à vivre avec cette infirmité qu'il attribue aux effets de l'âge. Mais si le praticien exercé fait un examen attentif, des organes urinaires, il apprend bientôt, que le malade urine mal, que pour faire sortir le premier jet, et pour chasser les dernières gouttes, il est obligé de pousser, de faire des efforts, et que généralement le jet est faible, qu'il éprouve d'autant plus de difficulté à uriner qu'il a résisté plus longtemps à satisfaire ce besoin, et qu'alors le jet filiforme, aplati, tombe souvent sans projection entre les jambes ou sur la chaussure, et puis enfin, que le besoin se reproduit bientôt.

Les conséquences sont souvent graves : l'urine qui reste dans la vessie est bientôt modifiée, et elle devient nuisible; les parois de l'organe se relâchent, s'affaiblissent, et se laissent distendre de manière à former dans le ventre une saillie souvent molle, pâteuse et difficile à en déterminer les limites.

Généralement la stagnation de l'urine n'est appréciable,

que lorsqu'il y en a déjà une grande quantité, et alors la vessie a perdu sa puissance, elle a cessé de se contracter, elle est sans action pour expulser l'urine.

On comprend que le traitement de cette maladie si commune chez les vieillards doive varier avec le degré de la gravité. il est du reste facile de la guérir, lorsqu'elle est peu ancienne, et lorsqu'elle n'est pas compliquée d'un catarrhe de la vessie, ou d'une altération de l'urètre ou de la prostate.

Il faut d'abord vider l'urine en introduisant une sonde *flexible* à courbure fixe; et faire ensuite quelques injections d'eau froide. Ces moyens suffisent généralement pour arrêter le mal à son début, et le malade peut exécuter lui-même ces petites opérations.

Mais à un degré plus avancé elle exige impérieusement l'intervention du chirurgien.

Les divers états que nous venons d'examiner produisent aussi une infirmité qui rend la vie insupportable à ceux qui en sont atteints : c'est l'incontinence d'urine. Sans avoir des conséquences immédiatement funestes, elle est toujours grave en ce qu'elle produit des accidents qui deviennent un véritable supplice. L'urine, qui coule sans cesse sur la peau, produit des érysipèles, des excoriations et des éruptions. Les vêtements, qui en sont constamment imbibés, répandent une odeur infecte, et quelle que soit la propreté du malade, il est obligé de s'isoler et de rompre avec le monde.

On a malheureusement considéré l'incontinence d'urine comme une maladie spéciale ; les malades eux-mêmes ont été trop disposés à l'attribuer à une faiblesse des organes résultant d'un âge avancé ; de sorte que les uns ont fait suivre des traitements, trop souvent sans aucune amélioration, et les autres se sont résignés à vivre avec cette dégoûtante infirmité.

Cependant, dans l'immense majorité des cas, l'incontinence d'urine n'est qu'un symptôme d'une autre maladie ; elle dépend du séjour forcé de l'urine dans la vessie, soit à la suite d'obstacles dans l'urètre, soit après la distension exagérée des parois de la vessie, qui produit cet état particulier connu sous le nom de stagnation de l'urine, qu'il est si important de ne pas confondre avec la rétention.

Il est donc de la plus grande importance de bien étudier les modifications subies par les organes, afin de préciser la cause qui a produit l'incontinence, et nous ne cesserons de dire que l'incertitude où sont encore un grand nombre de personnes, sur la nature de cette affection, explique l'inutilité des traitements qui ont été recommandés.

Mais quel que soit le mal dont souffre le malade, il faut pratiquer le cathétérisme.

Il y a deux manières de pratiquer le cathétérisme, 1° le malade étant debout, 2° le malade étant couché. Chacune de ces manières exige une position différente pour le malade et l'opérateur.

1° *Le malade étant debout.*

Dans cette position, que le médecin opère ou que le malade introduise lui-même la sonde, celui-ci doit être debout, appuyé contre un mur ou un meuble; il doit se courber en avant, de manière à ce que ses mains posent sur ses cuisses. Le médecin s'assied en face du malade. L'urètre est placé horizontalement, afin d'effacer les plis de la muqueuse urétrale. Le cathéter est introduit dans le méat urinaire, son bec maintenu dans la direction du pli de l'aine. L'opérateur le pousse doucement dans le canal en le faisant tourner entre ses doigts, afin d'éviter les obstacles qui peuvent se rencontrer.

On sait que l'urètre se divise en trois sections. Une première de dix à douze centimètres environ de profondeur, qui précède un renflement de ce canal nommé le *bulbe de l'urètre;* une seconde qui suit le bulbe et s'étend jusqu'à la *prostate;* et enfin une troisième qui s'étend de la prostate jusqu'au col de la vessie.

Lorsque le cathéter a pénétré jusqu'à dix à douze centimètres environ de profondeur, il rencontre le bulbe et s'y arrête. Il faut éviter de forcer ce premier obstacle, car on donnerait lieu à de graves accidents. On relève l'instrument vers l'axe du corps, en le maintenant contre le ventre; par un léger mouvement de bascule, on dégage l'instrument appuyé contre la paroi du bulbe, en le retirant légèrement; on l'abaisse ensuite vers la terre et presque entre les jambes du malade; enfin, en le poussant directement en haut avec précaution, il entre dans la vessie.

Si le malade opère lui-même, il doit observer les précautions indiquées *pour le chirurgien;* relever un peu plus l'urètre, pousser lentement, et en ligne droite, le cathéter, en le faisant légèrement tourner dans ses doigts; se souvenir qu'à dix centimètres de profondeur il doit éviter l'obstacle que présente le renflement du bulbe; basculer alors un peu l'instrument, et le pousser en ligne droite, jusqu'à ce qu'il entre dans la vessie. c'est-à-dire à une profondeur d'environ vingt centimètres. Dans ce moment. un jet d'urine qui s'échappe de la sonde l'avertit que le but est atteint.

Jamais un malade ne doit se servir d'une sonde en métal, à moins qu'il n'ait acquis une grande habitude de la manœuvrer.

2° *Le malade étant couché.*

On conseille généralement de faire coucher le malade snr le bord gauche du lit, afin que l'opérateur puisse agir plus librement ; mais, dans les cas difficiles, cette position est indifférente. Alors le malade, placé en travers du lit, pose ses pieds sur deux chaises, et l'opérateur s'assied entre ses jambes. Celui-ci procède au genre de cathétérisme qui lui paraît le plus convenable, mais toujours avec lenteur, avec précaution, et de manière à ce que l'instrument n'aggrave pas l'état du malade.

Avant d'introduire un cathéter quelconque dans le méat urinaire, il faut avoir soin de le bien enduire d'huile d'olives ou d'amendes douces, afin de faciliter son introduction, et d'empêcher que son contact avec la muqueuse urétrale n'y produise des *râclements* douloureux, des déchirures, des contusions, des hémorragies fâcheuses.

Le cadre limité de cet opuscule ne nous permet pas d'entrer ici dans de plus longs détails sur cette matière.

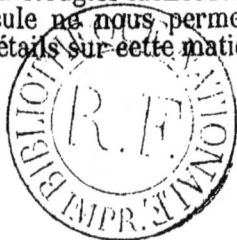

PARIS. — Imp. LACOUR et C°, rue Soufflet, 15.

www.ingramcontent.com/pod-product-compliance
Lightning Source LLC
Chambersburg PA
CBHW060523210326
41520CB00015B/4278